PSYCHOLOGIE COMPARÉE

DE

L'HOMME ET DE L'ANIMAL

AU POINT DE VUE DE L'INTELLIGENCE.

INSTINCT DU DIDUNCULUS STRIGIROSTRIS.

RAPPEL D'UN MOYEN FACILE

POUR VULGARISER LA BOTANIQUE DANS LES ÉCOLES PRIMAIRES.

SUPPLÉMENT AUX LICHENS

DES ENVIRONS DE CHATEAU-THIERRY & DU DÉPARTEMENT DE LA MARNE

PAR

T.-P. BRISSON, DE LENHARRÉE.

J'admire Dieu dans ses ouvrages
et l'aime dans ses bienfaits.
(FLÉCH.)

Extrait des Mémoires de la Société académique de la Marne,
année 1879-1880.

CHALONS

CHEZ L'AUTEUR, RUE TITON, 33

1881.

SUPPLÉMENT AUX LICHENS

DES ENVIRONS

DE CHATEAU-THIERRY ET DU DÉPARTEMENT DE LA MARNE.

CHALONS-SUR-MARNE, IMPRIMERIE T. MARTIN.

PSYCHOLOGIE COMPARÉE

DE

L'HOMME ET DE L'ANIMAL

AU POINT DE VUE DE L'INTELLIGENCE.

INSTINCT DU DIDUNCULUS STRIGIROSTRIS.

RAPPEL D'UN MOYEN FACILE

POUR VULGARISER LA BOTANIQUE DANS LES ÉCOLES PRIMAIRES.

SUPPLÉMENT AUX LICHENS

DES ENVIRONS DE CHATEAU-THIERRY & DU DÉPARTEMENT DE LA MARNE

PAR

T.-P. BRISSON, DE LENHARRÉE.

J'admire Dieu dans ses ouvrages
et l'aime dans ses bienfaits.
FLÉCH.

Extrait des Mémoires de la Société académique de la Marne,
année 1879-1880.

CHALONS,

CHEZ L'AUTEUR, RUE TITON, 55

—

1881.

INSTINCT

DU

DIDUNCULUS STRIGIROSTRIS.

En vain de la raison nous vantons l'excellence ;
Doit-elle sur l'instinct avoir la préférence ?
Entre ces facultés quelle comparaison !
Dieu dirige l'*instinct*, et l'homme la raison.

VOLT.

M. Deslonchamps, dans son Catalogue des oiseaux du musée de Caen, fait connaître jusqu'où peut aller l'instinct des animaux quand ils sont aux prises avec un ennemi. Il donne pour exemple le Didunculus. « On sait que les vaisseaux européens ont doté les régions océaniennes d'un nouvel habitant fort désagréable, qui est à ajouter, pour les insulaires de la mer du Sud, à la syphilis, à la variole, à l'abus des liqueurs fortes et autres *bienfaits de la civilisation européenne* ; les rats ont pullulé d'une façon déplorable dans les îles de l'Océanie, et surtout dans le groupe des Samora ou Archipel des Navigateurs, patrie des *Didunculus*. Ces rongeurs, en détruisant les couvées de cet oiseau, qui avait l'habitude de se nicher à terre, au milieu des herbes et des broussailles, avaient fini par anéantir à peu près l'espèce, si bien qu'on avait pu supposer un moment que le *Didunculus* avait subi le même sort que le *Dronte*, son proche parent. On croyait donc que les *Didunculus* étaient passés, comme bien d'autres productions océaniennes, à l'état de choses préhistoriques, lorsqu'un phénomène étrange, dont nous devons la connaissance à M. Milne-Edwards, est venu se produire et donner lieu à de nombreuses couvées d'oiseaux. Celles-ci sont arrivées à bon terme et ont rétabli l'espèce, sinon en pleine prospérité, au moins avec une recrudescence manifeste. Au lieu de nicher à terre, ces oiseaux se sont avisés d'aller porter leur nid sur les arbres. Les rats ne pouvant monter au sommet de ces grands végétaux, les chats n'étant pas encore assez nombreux et les oiseaux de proie n'existant presque point dans ces régions, les *Didunculus* ont pu jouir d'une sécurité presque complète et mener à bien leur progéniture. C'est un exemple des plus intéressants de ce que peut devenir l'instinct des animaux quand ils sont aux prises avec des conditions vitales nouvelles.

« Qui oserait dire qu'il n'y a pas là plus que de l'instinct, mais une sorte de raisonnement? Quoi qu'il en soit, le fait n'en est pas moins des plus curieux ; quand il faut lutter pour l'existence, on devient industrieux bon gré mal gré. »

Cette observation signale une fois de plus l'admirable prévoyance qui règne dans la nature, aussi bien pour la conservation de tous les êtres que pour la satisfaction de leurs besoins ; elle s'ajoute à mille autres preuves semblables, pour nous convaincre qu'il existe dans ce monde des voix et des intelligences mystérieuses, dont on s'efforce vainement d'amoindrir la puissance et les charmes. Du reste, c'est là, je crois, l'opinion de M. Deslongchamps ; car, en disant qu'il y a chez cet oiseau autre chose que de l'instinct, il laisse entrevoir que son raisonnement lui vient d'en haut et non « *en raison directe de l'ouverture de l'angle facial,* » comme certains entomologistes ont essayé de le démontrer pour les insectes :

Un philosophe a dit :

> Dieu veille sans cesse sur nous et régit immédiatement toutes les parties du monde ; les êtres doivent leur conservation au bon plaisir du Créateur. Périssables de leur nature, ils sont soutenus par la main toute-puissante de l'Ouvrier qui les a construits
> Sénèque, *lib. XV. de Benef.. c. 31.*

On doit chercher la cause de cette action du Didunculus dans l'instinct de conservation, instinct semblable à celui que possèdent les autres animaux (1) ; car l'intelligence est réservée à l'espèce humaine.

L'esprit de système a conduit Descartes à refuser aux animaux toute vie psychologique, et à ne voir en eux que de simples machines. C'était se montrer bien injuste à l'égard de la brute, et méconnaître la merveilleuse gradation que Dieu a établie entre les êtres vivants, les échelonnant en degrés variés. D'autres auteurs assez nombreux, tant chez les anciens que chez les modernes, sont tombés dans l'erreur opposée. Sous l'empire d'une préoccupation morale qu'ils s'avouèrent probablement plus ou moins à eux-mêmes, ils ont doté l'animal de facultés exclusivement propres à l'homme, et n'ont pas hésité à lui donner le raisonnement et la pensée ; quelques-uns même ont prétendu découvrir en lui le sentiment religieux et moral, et

(1) Il y a comme une attraction entre les animaux et la proie qui leur sert de pâture : par exemple, certains animaux cherchent leur vie dans l'épithalle ou la couche médullaire des Lichens. D'autres, comme les Phylloxéras, ont le merveilleux instinct de puiser leur nourriture dans la sève ou la chlorophylle des vignes ; mais croire que leur attraction est plus prononcée pour les espèces américaines que pour les autres vignes, est une grave erreur, car il n'y a rien de démontré jusqu'ici sur ce point. Nous pourrions nous étendre davantage sur cette question, mais nous sortirions du sujet que nous voulons traiter.

n'ont pas rougi de vanter sa vertu. Malgré les similitudes qui rapprochent l'animal de l'homme, il y a des différences qui les éloignent l'un de l'autre au point de vue de l'intelligence.

Un savant philosophe, E. Gille, résume ainsi LES SIMILITUDES ENTRE L'HOMME ET L'ANIMAL : « L'animal possède quelques-unes des facultés cognitives de l'homme. Il connaît par les sens les objets extérieurs : il voit, il entend, il flaire, il goûte, il est sensible au froid et à la chaleur ; il perçoit la dureté, le poids, la tenacité des corps. L'existence en lui d'un système nerveux, mis en communication avec des organes en tout semblables à ceux de l'homme, suffirait à démontrer la réalité de ces différentes perceptions ; mais, de plus, il les manifeste par les signes les moins équivoques dans la recherche de sa nourriture, la poursuite de sa proie, la fuite de son ennemi, etc. Il a même sous ce rapport certains avantages sur l'homme : chez lui, la vue est plus perçante, l'ouïe plus délicate, l'odorat plus fin ; en revanche, il lui est inférieur dans le goût et surtout dans le tact. L'animal garde le souvenir de ce qu'il a perçu, puisqu'on le voit reconnaître les lieux, les personnes et les choses. Il se représente en leur absence les objets de ses perceptions, et probablement aussi les modifie et les combine en quelque manière. Le chien de chasse aboie quelquefois dans son sommeil, comme s'il était lancé à la poursuite du gibier. En vertu d'associations nombreuses et variées, il enchaîne les uns aux autres une foule d'objets et de faits, de manière à simuler un raisonnement par induction ; toutefois, il se borne, ainsi qu'on va le démontrer plus bas, à un simple enchaînement d'impressions. — Il communique avec ses semblables au moyen de cris spéciaux, soit pour les avertir du danger qui les menace, soit pour les appeler à partager la nourriture qu'il a trouvée, soit pour exprimer ses propres états sensibles. — Enfin tous ces actes impliquent le sens intime. L'animal qui les produit en est en quelque sorte averti ; il en a le sentiment.

En résumé, le sens intime, la perception des sens, la mémoire des objets corporels, la reproduction imaginative de ces objets, l'association et l'enchaînement des qualités perçues, un langage relatif aux sensations et aux besoins du corps : telles sont les facultés cognitives qu'une induction légitime nous permet et même nous contraint de reconnaître dans l'animal, et les ressemblances qu'il possède avec l'homme. Faut-il aller plus loin et lui reconnaître la pensée, même sous sa forme la plus élémentaire? Nous ne le croyons pas.

Différences entre l'homme et l'animal. — L'animal ne pense pas ; en vain chercherait-on en lui la manifestation de la moindre idée, du jugement, du raisonnement.

L'animal n'a aucune idée : non-seulement les notions nécessaires et supérieures de Dieu, du vrai, du beau, du bien moral, du temps, de l'espace, etc , lui sont complétement étrangères ; il ne s'élève même pas jusqu'à la connaissance intellectuelle ou idée des choses corporelles. La preuve en est qu'il ne les exprime pas par la parole. La parole, voilà en effet le véritable signe de l'intelligence et l'expression naturelle de l'idée. Quiconque pense a le pouvoir d'attacher l'idée qu'il s'est formée à un signe par lequel il la manifeste aux autres êtres qui pensent comme lui. Deux hommes parlant exclusivement deux langues différentes ne peuvent vivre longtemps ensemble sans se les communiquer au moyen du langage naturel. Le sourd-muet de naissance trouve des signes arbitraires pour exprimer ses idées à ses semblables et se mettre en rapport avec eux. Si les animaux, au lieu d'un langage purement expressif de leurs états sensibles, avaient une langue proprement dite, les mêmes expressions reviendraient dans les mêmes circonstances pour les mêmes objets et conformément à ces lois générales, qui sont identiques dans toutes les langues existantes ou possibles. Il deviendrait dès lors facile d'interpréter les signes qu'ils emploient et d'entrer en rapport avec eux. Le contraire a lieu : entre l'homme et l'animal, aucun échange d'idées ne peut s'établir. Comment expliquer, sinon par l'absence de toute pensée, cette impuissance complète d'en exprimer aucune ?

» L'animal ne juge pas. Juger, c'est affirmer qu'une chose est ou n'est pas ; c'est saisir un rapport idéal entre deux termes, c'est-à-dire concevoir une véritable idée, et l'animal, on vient de le voir, en est incapable. Il associe donc simplement deux ou plusieurs perceptions, saisit des rapports purement extérieurs, qu'il n'isole pas de leurs objets par une abstraction ou une conception proprement dite.

» L'animal ne raisonne pas, il enchaîne les images qu'il a perçues plusieurs fois successivement, et, en vertu de ce lien, il attend dans une nouvelle rencontre la même succession d'objets ; mais, ne pénétrant point la raison de cet enchaînement, il ne peut se garantir de l'erreur dans laquelle le jette nécessairement le changement des circonstances.... »

L'exemple suivant vient à l'appui de cette dernière observation : Un auteur rapporte que le bison du Jardin des Plantes avait pour son gardien la soumission la plus complète ; ce gardien vient à changer d'habits, et le bison ne le reconnaissant plus se jette sur lui. Le gardien reprend ses vêtements ordinaires et le bison obéit.

Certains auteurs, ceux-là mêmes qui admettent que les animaux ont de l'intelligence, rapportent une observation de Frédéric Cuvier, dans laquelle il est dit que l'animal qui montre le plus d'intelligence ne possède toute cette intelligence que dans le jeune âge, attendu qu'elle décroît à mesure que ses forces augmentent ; ils donnent pour exemple le singe comme étant le plus intelligent des animaux. L'orang-outang, dit encore cet auteur, lorsqu'il est jeune, étonne par sa pénétration, par sa ruse, par son adresse. Devenu adulte, il n'est plus qu'un animal grossier, brutal, intraitable. L'éminent naturaliste ajoute qu'il en est de même de tous les singes.

Les auteurs qui s'appuient sur cette observation pour prouver que les animaux ont de l'intelligence, sont complétement dans l'erreur, puisqu'il est prouvé que l'intelligence se développe avec les années et surtout dans l'âge adulte, ce qui a lieu chez l'homme, dont l'intelligence n'est pas contestée. Puisque le contraire a lieu chez les animaux, c'est donc une preuve qu'ils n'ont pas d'intelligence.

L'*instinct* est une excitation intérieure à produire certains actes, sans connaissance du but auquel ils conduisent ni des motifs qui les recommandent(1). *L'intelligence*, au contraire, est la faculté de connaître.

La faculté générale de connaître se subdivise en six facultés spéciales : la perception des sens, la conscience, l'entendement ou raison, le raisonnement, la mémoire et l'imagination.

La pensée découle donc de l'intelligence ; c'est là ce qui sépare l'homme de la brute(2). On peut ajouter que

(1) Les instincts sont innombrables ; ils varient avec les espèces et les conduisent à des fins très spéciales.

L'instinct a pour but de suppléer à l'intelligence. Dieu, en refusant l'intelligence à l'animal, a multiplié en lui les tendances naturelles qui devaient pourvoir à sa conservation. Il en a au contraire diminué le nombre dans l'homme, parce qu'il lui a donné avec l'intelligence un instrument général capable à lui seul d'atteindre les fins multiples de nombreux instincts.

(2) Il est évident que si par intelligence on entend une faculté quelconque de connaître, l'animal est intelligent, car il jouit des sens et des facultés qui s'y rattachent directement ; mais tant que

les différences qui existent entre l'homme et l'animal sont aussi profondes, au point de vue de la sensibilité et de l'activité, que celles qui viennent d'être signalées au point de vue de l'intelligence. Enfin, ce qui distingue nettement l'animal de l'homme, c'est que sa nature est *simple*, c'est-à-dire que le principe de toute vie animale est indivisible; son âme n'étant pas un esprit cesse de vivre avec le corps. L'homme, au contraire, a une nature *mixte*, c'est ce qui le distingue des autres êtres de la création visible; son principe de vie est divisible, puisque son âme est immortelle, c'est-à-dire qu'elle doit survivre au corps, et après cette vie en commencer une seconde qui ne finira jamais.

Puisque l'on définit l'intelligence la faculté de penser et de connaître par des idées, nous dirons que l'animal n'ayant ni *âme pensante*, ni idées, est par là même dépourvu d'intelligence.

C'est donc par l'*instinct* que les animaux agissent et non par l'intelligence.

> Un âne pour le moins, instruit par la nature,
> A l'*instinct* qui le guide obéit sans murmure.
>
> Boil.

---

l'on confondra l'intelligence avec l'instinct il sera impossible de s'entendre sur ce sujet, et c'est d'autant plus grave que l'on confond les observations de l'animal avec celles de l'homme.

RAPPEL

D'UN MOYEN FACILE POUR VULGARISER LA BOTANIQUE

DANS LES ÉCOLES PRIMAIRES.

Voir, c'est savoir.

Messieurs,

Il y a quelques années, dans un mémoire que j'eus l'honneur de vous présenter, j'appelais votre attention sur l'utilité des collections botaniques dans les écoles primaires, et surtout des collections formées des plantes entrant dans la composition des prairies naturelles et artificielles.

Me sera-t-il permis, Messieurs, d'exprimer ici un regret? Cette idée n'a pu encore trouver place dans aucun des volumes imprimés par les soins de votre Société. Et pourtant qu'elle ait quelque droit à cet honneur, une nouvelle preuve m'en était donnée dans ces derniers jours. Plusieurs instituteurs sont venus successivement me demander des renseignements pour la formation de collections botaniques, conseillées d'ailleurs, m'ont-ils dit, par M. l'Inspecteur d'académie.

Sans prétendre enlever à M. l'Inspecteur l'honneur

d'un conseil que lui ont inspiré son esprit pratique et son zèle pour la diffusion de la science, je ne fais ici que revendiquer un droit, je le crois du moins, en vous rappelant, Messieurs, que, bien avant M. l'Inspecteur, j'ai pris l'initiative d'un projet, dont la réalisation amènerait rapidement la vulgarisation d'une science trop méconnue.

Vous n'avez point oublié sans doute, Messieurs, le moyen par moi indiqué ; il est facile : sa simplicité nous répond de son efficacité. Sur des cartons appendus aux murs des salles d'étude, seraient attachées des plantes desséchées (*exsiccata*). De lui-même le tableau parlerait aux yeux de l'enfant, et surtout pendant que le maître redirait et le nom et les propriétés de la plante étudiée. Cet enseignement simultané des sens et de l'esprit, mettant en jeu toutes les facultés de l'enfant, serait donc éminemment propre à laisser dans sa mémoire des notions exactes et durables.

On pourrait compléter ces sortes d'études par des promenades qui, pour être quelque peu scientifiques, n'en resteraient pas moins hygiéniques et toutes pleines d'agréments. Sur les cartons viendraient se grouper toutes les plantes du territoire de la commune. Un herbier complet serait ainsi continuellement à la disposition des cultivateurs qui voudraient se renseigner sur les propriétés utiles ou nuisibles des différentes plantes.

Est-il nécessaire d'insister sur l'utilité et l'opportunité de ce projet ?

Depuis quelques années, de louables efforts ont été faits, tout spécialement dans notre Champagne, par des savants bien connus, pour l'application du côté utilitaire et pratique de la botanique. Les expériences les plus curieuses de prairies sèches à base de graminées ont été maintes fois renouvelées ; plusieurs ont eu un plein succès. Eh bien ! il me semble que la réalisation du projet que je vous rappelle permettrait à tous nos cultivateurs de bénéficier, du moins dans une certaine mesure, des avantages qui restent encore le monopole du petit nombre.

Mais, me direz-vous, il faut donc créer, dans chaque école primaire, un cours sérieux de botanique élémentaire et pratique? Oui, Messieurs, c'est bien là le vœu que m'inspire mon désir de voir tous nos jeunes agriculteurs s'initier à la connaissance des différentes plantes, afin de pouvoir propager les plus utiles, au grand profit de leurs terres, en tenant compte bien entendu des propriétés spéciales du sol qu'ils cultivent.

Un dernier mot. A quiconque serait tenté de ne voir qu'une utopie dans ce projet et ses moyens de réalisation, je dirai : plusieurs collections analogues à celles dont je viens ici provoquer la formation existent déjà en France. Dans la Normandie, en particulier, ont été créés des musées cantonaux, collections de tous les produits naturels du canton. On a voulu ainsi provoquer des réunions à l'école chef-lieu. Si ce projet a pu être réalisé dans les chefs-lieux de canton, pourquoi serait-il irréalisable dans chaque commune? Nos petites collections communales auraient tous les avantages des collections cantonales sans en avoir les inconvénients : un voyage au chef-lieu de canton occasionnant toujours une dépense considérable de temps et d'argent. Au surplus, dans quelques communes déjà existent des musées scolaires ; la fondation de plusieurs d'entre eux remonte à une soixantaine d'années.

Il reste donc surabondamment prouvé que la formation de collections *plus nombreuses et plus complètes est possible.*

Redirai-je qu'elle serait éminemment utile?

Concluons en émettant le vœu de voir se former dans chaque école primaire une collection botanique des plantes recueillies sur le territoire de la commune.

SUPPLÉMENT AUX LICHENS

DES

ENVIRONS DE CHATEAU-THIERRY.

Dans mon introduction aux *Lichens des environs de Château-Thierry,* j'ai insinué que le concours officieux de M. Déy me permettrait de donner un supplément à mon catalogue. J'étais loin de penser que ce supplément dût renfermer un aussi grand nombre d'espèces; il est vrai que certaines contrées restaient inexplorées et que d'autres avaient été vues rapidement; aussi les recherches de M. Déy ont amené la découverte de quarante-deux espèces ou variétés que je dois ajouter à ma petite florule, et d'une dizaine d'espèces qui ne sont pas suffisamment caractérisées pour que je puisse les déterminer avec certitude.

Le passage incessant, dans cette petite contrée, de trains de chemins de fer venus de tous les points de la France et de l'Allemagne est l'agent actif d'une immigration considérable de plantes cellulaires dont les spores impalpables s'attachent à tous les objets transportés, se disséminent ensuite sous l'action des vents, et enrichissent le terrain parcouru de toutes les espèces qui trouvent à y vivre et peuvent s'y naturaliser.

Ce ne sont pas toutefois les espèces fixées tout récemment dans la circonscription de cette florule qui ont déjoué mes prévisions, mais celles qui sont venues l'habiter depuis plus ou moins longtemps déjà, et qui, n'y existant au moment de mes recherches qu'à l'état embryonnaire ou stérile, se sont manifestées successivement à la science par le développement de leurs organes reproducteurs.

Il ne faudrait pas induire non plus de cette situation qu'un catalogue de cryptogamie locale soit désormais impossible. Les chemins de fer existent depuis longtemps déjà ; l'immigration et la colonisation des plantes cellulaires est terminée sur toute la ligne de leur parcours, autant que le permet la migration naturelle qui s'opère de proche en proche. Si donc je peux prévoir qu'un second supplément à mon catalogue deviendra nécessaire pour établir la statistique à peu près complète des Lichens qui croissent dans les environs de Château-Thierry, j'ai tout lieu de penser aussi que bientôt toutes les espèces qui s'y sont introduites auront eu le temps d'y fructifier si elles en ont eu le pouvoir, et que ma statistique, pour être plus riche aujourd'hui, ne sera pas moins exacte qu'elle aurait pu l'être trente ans plus tôt.

M. Déy est l'un de ceux qui ont pris en affection la famille des Lichens ; aussi, malgré son âge, il continuera, en lichénophile, la recherche de ces charmantes petites plantes aérophiles. Dans l'intérêt de la science, il serait à désirer que d'autres suivissent son exemple en étendant le champ de leurs explorations jusqu'aux bords des forêts; les scrutateurs trouveraient là une moisson plus ou moins riche; ils auraient de plus l'avantage de respirer un air pur, puisque les Lichens constituent pour ainsi dire le *critérium* de la salubrité d'une contrée(1).

Les excursions lichénographiques procurent les joies les plus pures et les plus nobles satisfactions de l'esprit.

(1) Les Lichens sont rares dans les régions paludéennes ; plus rares dans les grands centres, ils manquent complètement à Londres.

D'ailleurs, rien n'est plus beau que l'étude des œuvres de Dieu. « L'habitude de la rectitude, dit M. Richard, l'auteur du Catalogue des Lichens des Deux-Sèvres, de l'ordre, de la précision que l'on acquiert par l'histoire naturelle ; l'avantage immense de s'être créé un milieu calme et libre, où l'on peut fuir les agitations et les soucis du monde, et où l'on peut se rencontrer, en aimables relations, avec tant d'esprits distingués, dont les divisions de notre époque pourraient souvent nous tenir éloignés ; enfin, la conscience que, dans la limite de ses propres forces, l'on contribue à l'édification du grand monument des connaissances humaines, — tout cela n'est-il pas fait pour nous faire aimer la science des choses de la nature ? »

Enfin, c'est un devoir bien doux pour moi d'exprimer une seconde fois mes remerciements les plus sincères à M. Déy, pour l'empressement qu'il a mis à me communiquer les échantillons de ses récoltes lichénographiques, ainsi que les notes qui les accompagnaient.

ÉNUMÉRATION.

Collema nigrescens, *var.* pruinosa (*Déy*). — Sur le flanc d'un grès à l'exposition du nord à Blesmes.

Il se pourrait que cette belle variété fût une espèce affine; elle se distingue par une pruine blanchâtre qui couvre l'*épithécium*.

Leptogium pusillum *var.* effusum (*Nyl.*). — Sur la terre, au bois de Barbillon.

Leptogium subtile (*Schrad.*). — Sur la terre argileuse du bois du Loup, à Essommes.

(*Errata*). — Le N° 3 des Lichens des environs de Château-Thierry est le *Leptogium subtile* variété *stellaris*.

Collemopsis cœsia (*Nyl*). — Sur un bloc de calcaire tendre des murgers de la Madeleine.

Cladonia pyxidata, *var.* squamulosa (*Schœr.*), syntheta (*Ach.*), fructifera (*Flk.*). — Sur les murgers de la Madeleine et les rochers, à Verdilly.

Cl. cariosa, *var.* leptophylla (*Ach.*). — Au bord des plantations de Blanchard, à Château-Thierry.

Cl. squamosa, *var.* fungiformis (*Schœr.*). — Sur les grès du bois de pierres.

Cl. delicata (*Flk.*). — Intérieur d'un saule caverneux, à Château-Thierry.

Peltigera pusilla (*Krb.*), P. spuria (*D. C.*). — Sur la terre, au bois de Barbillon.

Sticta fuliginosa (*Ach.*) — Sur les grès ombragés du bois de pierres.

Parmelia sulcata (*Tayl.*) — Commun sur les vieux arbres dans les forêts ; très rarement sur les rochers.

Cette espèce se distingue par un thalle toujours plus ou moins *sorédié*, jamais *isidioïde* comme dans le *P. saxatilis*, avec lequel on la confond.

Physcia obscura, *var.* virella et nigricans, sur les vieux arbres.

Umbilicaria pustulata (*Hoffm.*). — Sur les grès de Bézut-Saint-Germain.

Lecanora murorum, *var.* pallens (*Dey*). — Grès tendre et humide à Essommes.

Cette variété a un thalle d'un jaune pâle, subcartilagineux.

L. subcircinata *var.* subfarinosa (*Nyl.*). — Sur les grès sous le bois de Barbillon.

Le thalle rougit par la potasse ; cette réaction le distingue surtout du *L. circinata*.

L. reflexa (*Nyl.*). — Sur l'écorce d'un saule vers le Val-Secret, près de Château-Thierry.

L. aurantiaca, *var.* flavo-olivacea. — Sur les grès du bois de pierres.

Le thalle jaunâtre de cette variété semble incruster les mousses ; les apothécies sont gyalectiformes d'un jaune-olive

L. ulmicola, *var.* glomerata. — Sur les peupliers, sous le bois de Barbillon, etc.

Les apothécies de cette variété sont agglomérées par petits groupes.

L. pyrithroma *var.* fusca. — Sur les roches calcaires dures ; plus rare sur les grès.

Le thalle noir qui caractérise cette variété semble ne pas lui être propre.

Le type du *L. pyrithroma* végète sur les pierres calcaires de la Madelaine, bois de Cerval, à Verdilly, etc.

L. CINEREA, *var.* PANTICIS. — Sur les grès de Nogentel.

Les apothécies de cette variété se gonflent par l'humidité.

L. FALLAX *L. hageni*, *var. fallax*. Hepp. — Sur un vieux pieu de chêne hectométrique de la voie du Syphon, à Nesles.

L. FALLAX, *var.* GRANULOSA. — Sur le poteau d'octroi de Château-Thierry, à la Madeleine.

Cette variété se distingue par le bord de ses apothécies garnies de papilles thalliformes.

L. CONFERTA (*Duby*). — Sur le grès tendre, à Château-Thierry.

L. GLAUCOMA (*Ach.*). — Sur les grès, à Nesles.

L'*épithécium* de ce Lichen devient d'un beau jaune au contact du chlorure de chaux (CaCl †); c'est ce qui le distingue du *L. subcarnea*, qui ne change pas de couleur sous l'action du même réactif. Ce dernier constitue donc une espèce distincte du *Lecanora glaucoma*.

LECIDEA EXANTHEMATICA (*Sm.*). — Sur les pierres calcaires des coteaux de Nogent-l'Artaud.

L. TRUNCIGENA (*Ach.*). — Sur les écorces rugueuses des frênes, à Château-Thierry.

L. BACCILIFERA, *var.* MUSCORUM (*Nyl.*). — Sur le socle d'une maison ancienne, chemin de Brasles.

Ce Lichen végète préférablement sur les mousses, dans les clairières des bois, surtout dans les pins, où il est très commun.

L. PARASEMA, *var.* AREOLATA (*Fr.*). — Sur l'écorce des hêtres, au bois des Rochets, à Château-Thierry.

L. CONTIGUA, *var.* INTERMEDIA (*Hepp*). — Sur les grès de Verdilly.

L. PETRÆA, *var.* PUSILLA (*Hepp*). — Sur le silex, à Nogentel.

L. DECIPIENS (*Ach.*). — Sur la terre d'une friche, près du syphon de Nogent-l'Artaud.

L. CANESCENS (*Ach.*). — Sur l'écorce d'un vieux peuplier, à la Madeleine.

L. ABIETINA (*Ach.*). — Trouvé sur l'écorce d'un peuplier des plantations de Saint-Martin, mais à l'état spermogonifère ; c'est le *Pyrenothea leucocephala* Fr.

OPEGRAPHA VULVELLA (*Ach.*) — Sur l'écorce rugueuse des ormes et des peupliers, à Chateau-Thierry et Brasles.

OP. SIGNATA (*Ach.*). — Sur les vieilles écorces de saules, à Château-Thierry.

OP. DENIGRATA. (*Moug.*). — Sur l'écorce des vieux saules, à Saint-Martin.

OP. BULLATA (*Schœr.*). f. TRIDENS. — Sur les écorces des noyers, à Nogent-l'Artaud.

OP. RUFESCENS. (*Pers.*). — Sur l'écorce des chênes, au bois des Rochets, à Château-Thierry.

ARTHONIA OBSCURA (*Ach*). — Sur les écorces dans les forêts.

ENDOCARPON HEPATICUM (*Ach.*). — Sur la terre des coteaux calcaires, à Nogent-l'Artaud.

VERRUCARIA LECIDEOÏDES ? (*Mass.*). — Sur les pierres des coteaux, à Château-Thierry.

V. POLYSTICTA (*Borr.*). — Sur les pierres calcaires dures, à Château-Thierry, Essommes, etc.

V. ÆTHIOBOLA (*Ach.*). — Sur les cailloux humides, aux bords du ruisseau du syphon, à Nogent-l'Artaud, etc.

V. RUPESTRIS, *var.* TINGENS (*Breb.*). — Sur la pierre calcaire, vers le syphon de Nogent-l'Artaud.

Dans cette variété, on remarque dans la pierre, au-dessous de la couche lichénoïde, une zone brune noirâtre.

Le *Lecanora crassa*, signalé dans les *Lichens des environs de Château-Thierry*, a été retrouvé depuis par M. Dey, à Nogent-l'Artaud, dans la friche, près du syphon, où il est commun.

Le *Lecanora dispersa*, du même catalogue, a pour synonyme le *L. hageni, var. lithophylla (Krb.)*.

LICHENS DU DÉPARTEMENT DE LA MARNE.

TROISIÈME SUPPLÉMENT.

310. COLLEMA VERRUCULOSUM (*Hepp*). — Sur l'écorce des noyers, Châlons, etc.

311. PARMELIA SULCATA (*Tayl.*). — Sur les arbres, principalement dans les forêts ; très rare sur les rochers.

312. PANNARIA NEBULOSA (*Nyl.*). — J'ai trouvé cette espèce en société du *Peltigera pusilla*, sur la terre, dans un fossé situé entre les promenades de la source minérale de Sermaize et le chemin qui conduit à la forêt. Au bout de ce chemin, qui se termine par un sentier, il y a, près du talus qui borde la forêt, une friche dans laquelle le *Bæomyces roseus* végète en quantité.

Il est probable qu'on découvrira un jour le *Lecanora rubra*, parce qu'il végète à une altitude à peu près semblable à celle de l'est du département de la Marne. Ce Lichen est commun dans la Meuse ; j'en ai récolté de très beaux échantillons à Commercy, sur les vieux arbres des promenades, en face le collège.

Le *Lecanora medians* Nyl., déjà signalé dans mon premier supplément, a été retrouvé depuis dans différentes localités, principalement sur les murs de l'église de Lenharrée.

J'ai fait remarquer, dans les préliminaires des *Lichens des environs de Château-Thierry*, p. 14, renvoi 1, qu'en analysant un Lichen, on pouvait découvrir, dans le même échantillon, un plus ou moins grand nombre de cloisons dans les spores, par rapport aux divers degrés de maturité. Dans ce cas, on est exposé à commettre des erreurs : c'est ainsi qu'on ne voit souvent qu'une cloison dans les spores jeunes du *Lecidea cyrtella* ; tandis que les spores de ce Lichen en ont trois en parfait état de maturité. Aussi, la révision des Lichens de la Marne m'a fait reconnaître que les *Lecidea cyrtella* (Ach.), *Lecidea nægelii* (Hepp) et *Lecanora syringea* (Ach.), tous trois nommés par le docteur Nylander, devaient être réunis sous un même nom, comme une seule et même espèce.

La description la plus exacte de cette plante me paraît être celle d'Acharius, syn., p. 39, sous le nom de *Lecidea cyrtella*; mais, à cause du rebord thallin dont les apothécies sont pourvues à l'état jeune, le *Lecidea cyrtella* devra rentrer dans le genre *Lecanora*, à côté du *Lecanora athrocarpa*, dont il rappelle non-seulement le facies, mais aussi la forme et les cloisons des spores.

Le *nægelii* et le *syringea* ne seront donc considérés que comme variétés puisqu'ils ne se distinguent du L. cyrtella que par des signes caractéristiques accidentels.

a. Lecanora cyrtella ; Lecidea cyrtella Ach., syn., p. 39.

b. Lecanora cyrtella, *var*. syringea ; Lecanora hageni, *var*. syringea Ach. syn., p. 168.

c. Lecanora cyrtella, *var*. nægelii ; Biatora naegelii Hepp. Flech. Europ., nº 19.

Châlons, imp. T. Martin.

DU MÊME AUTEUR :

SYNOPSIS DES LICHENS DE LA MARNE, 1875.

Les tableaux synoptiques de cette florule permettent d'arriver sans autre ouvrage descriptif à la détermination de l'espèce.

Premier et second suppléments, 1876, 1879.

EXAMEN CRITIQUE DE LA THÉORIE ALGOLICHÉNIQUE DE SCHWENDENER, 1877.

Supplément et tableau de l'univers ou l'Harmonie qui existe dans la nature entre les gradations des végétaux et celles des animaux.

L'arbre généalogique de l'univers. — Étude sur les analogies physiologiques de la nature. — Cryptogames cellulaires comparés à une nation, 1879.

LICHENS DES ENVIRONS DE CHATEAU-THIERRY.

Les Lichens divisés en trois catégories : 1° *Lichens lentus;* 2° *Lichens rapidus;* 3° *Lichens medians.*

Le transformisme condamné par les Lichens aussi bien que par toutes les autres plantes, 1880.

www.ingramcontent.com/pod-product-compliance
Lightning Source LLC
LaVergne TN
LVHW050507160826
845677LV00003B/986

* 9 7 8 2 3 2 9 6 4 0 2 2 8 *